Le pouvoir de la simplicité

Comment le minimalisme peut améliorer votre vie

Un guide pratique pour simplifier vos possessions, vos obligations et votre vie quotidienne

Claire Rousseau

SOMMAIRE

I. Introduction au minimalisme

"Le minimalisme n'est pas un manque, mais une voie vers une vie riche de sens." - Joshua Fields Millburn

Définition du minimalisme

En quelques mots, le minimalisme est :

- une **philosophie** de vie qui vise à se débarrasser des possessions superflues et à se concentrer sur l'essentiel ;
- une **pratique** qui vise à simplifier sa vie en se libérant de tout ce qui n'est pas nécessaire, afin de se recentrer sur ce qui compte vraiment.

Le minimalisme peut avoir des effets positifs sur différents aspects de notre vie et notamment la gestion de notre temps, de notre argent et de notre environnement. En adoptant un mode de vie minimaliste, nous pouvons vivre de manière plus consciente et épanouissante, sans nous disperser en futilités.

Mais le minimalisme ne se résume pas simplement à posséder moins de choses. C'est avant tout une attitude, une façon de penser qui vise à alléger notre vie et à nous libérer des obligations en plus des biens matériels superflus qui peuvent nous éloigner de ce qui est réellement important. En adoptant le minimalisme, nous cessons de répondre de manière automatique aux diktats et aux pressions de la société.

Les avantages du minimalisme

Le mode de vie minimaliste, en plus de vous aider à vous débarrasser de tout ce qui n'est pas essentiel dans votre vie, comporte de nombreux avantages, notamment :

1. Il peut vous aider à **épargner** de l'argent en réduisant vos achats inutiles.

2. Il peut vous aider à **vous sentir moins stressé** et plus détendu, car vous avez moins de choses à gérer et à entretenir.

3. Il peut **améliorer votre productivité** en vous permettant de vous concentrer sur ce qui compte vraiment.

4. Il peut **contribuer à une planète plus durable** en réduisant votre empreinte carbone et en encourageant une consommation responsable.

5. Il peut vous aider à **vous connecter** davantage avec les gens et à créer des relations plus profondes, car vous avez moins de distractions.

Les grands principes du minimalisme

Voici les principes clés du minimalisme. Il y en a d'autres mais ceux-ci sont peut-être les plus importants :

- **Prioriser l'essentiel** : Identifiez ce qui est vraiment important pour vous et concentrez-vous sur ces choses. Éliminez tout ce qui n'ajoute pas de valeur à votre vie.

- **Simplifier** : Faites en sorte que votre vie soit aussi simple et pratique que possible. Éliminez les tâches et les responsabilités inutiles.

- **Minimiser les possessions** : Faites le tri de vos possessions et ne conservez que celles qui vous sont vraiment utiles ou qui ont une signification personnelle profonde.

- **Vivre dans l'ici et maintenant** : Apprenez à vous concentrer sur le moment présent et à apprécier ce que vous avez plutôt que de vous laisser distraire par le passé ou l'avenir.

- **S'engager dans une vie significative** : Trouvez ce qui a du sens pour vous et engagez-vous dans des activités et des passions qui vous apportent de la joie et de la satisfaction.

- **Cultiver des relations authentiques** : Prenez le temps de vous connecter avec les gens qui comptent pour vous et de développer des relations authentiques et profondes.

Ce que le minimalisme n'est pas

Il est important de comprendre que le minimalisme n'est pas un ensemble de règles rigides, mais plutôt un état d'esprit qui consiste à se concentrer sur l'essentiel et à simplifier sa vie. Par conséquent, il y a certaines choses qu'il est important de préciser à propos du minimalisme :

Le minimalisme n'est pas un manque : Le minimalisme ne consiste pas à se priver de choses, mais plutôt à se concentrer sur les choses qui ont de la valeur pour nous. Il s'agit de se débarrasser de ce qui n'est pas important pour nous, pas de se priver de ce qui l'est.

Le minimalisme n'est pas un style de décoration ou un design spécifique, c'est plutôt un état d'esprit qui peut être intégré à tous les styles de décoration.

Le minimalisme n'est pas l'absence de possessions : Il ne s'agit pas de vivre dans une pièce vide, mais de se concentrer sur les possessions qui ont de la valeur pour nous et de se débarrasser de celles qui ne nous apportent rien.

Le minimalisme n'est pas universel : Ce qui est essentiel pour une personne ne le sera pas forcément pour une autre, il est donc important de trouver sa propre définition de ce qu'est l'essentiel pour soi.

Le minimalisme est une **attitude** vis-à-vis de la possession, de l'espace et de notre temps qui consiste à nous concentrer sur l'essentiel, c'est un choix conscient de vivre avec moins de possessions superflues et d'efforts inutiles, pour pouvoir rester centré sur ce qui est vraiment important pour nous. Il s'agit de simplifier notre vie pour nous permettre de donner la priorité à nos relations, nos passions et nos objectifs, plutôt que d'être distraits et accaparés par les possessions matérielles et les tâches quotidiennes.

Au fond, le minimalisme est la capacité à savoir identifier ce qui est vraiment important pour soi, pour se libérer des possessions inutiles, pour mettre au premier plan les choses qui importent vraiment dans la vie, pour se créer un **espace libre** pour vivre et s'épanouir. C'est un choix personnel et cela ne veut pas dire vivre dans la privation, mais plutôt être en mesure de se défaire de ce qui nous pèse inutilement pour mieux vivre.

II. La simplification de l'environnement

Minimiser les possessions

Nous possédons trop ! Allégez-vous, vous ne le regretterez pas. Voici quelques étapes simples pour minimiser vos possessions :

- **Faites le tri** : Commencez par trier toutes vos possessions et séparez-les en trois piles : "garder", "jeter" et "donner".

- **Faites le ménage** : Jetez tout ce qui est cassé ou inutile et donnez ce qui est encore utilisable mais que vous n'utilisez plus.

- **Rangez ce que vous gardez** : Rangez soigneusement ce que vous avez décidé de garder afin de pouvoir facilement trouver ce dont vous avez besoin.

- **Limitez vos achats futurs** : Réfléchissez attentivement avant de faire de nouveaux achats et ne conservez que ce qui est vraiment essentiel.

- **Soyez conscient de vos besoins** : Prenez le temps de réfléchir à ce dont vous avez vraiment besoin pour vivre une vie heureuse et satisfaisante.

- **Demandez de l'aide** : Si vous avez du mal à vous débarrasser de certaines choses, demandez de l'aide à un ami ou à un membre de la famille qui pourra vous donner un autre point de vue.

Organiser l'espace de vie

L'espace de vie est le lieu… où l'on vit ! Il est donc très important de s'y sentir bien. Vous devez bien sûr commencer par faire du tri mais voici quelques pistes supplémentaires pour y parvenir :

- **Définissez un but pour chaque pièce de votre maison** : Que voulez-vous que chaque pièce de votre maison reflète/serve à accomplir ? Cela vous aidera à décider de ce dont vous avez réellement besoin dans chacune d'entre elles.

- **Utilisez des rangements** : Investissez dans des rangements pratiques et astucieux pour organiser vos affaires et gagner de la place *(cf. Annexe 1)*.

- **Créez un espace de travail** : Si vous travaillez à la maison, créez un espace dédié au travail afin de vous sentir plus productif.

- **Gardez votre espace de vie propre et rangé** : Prenez l'habitude de ranger régulièrement et de nettoyer votre maison afin de vous sentir bien dans votre espace de vie.

- **Personnalisez votre espace de vie** : Ajoutez des éléments de décoration et des objets qui vous tiennent à cœur pour que votre maison reflète votre personnalité.

Il peut être difficile de se débarrasser de choses inutiles. Vous avez fait le tri évoqué plus haut et avez séparé vos affaires en trois piles : garder, jeter et donner ? Parfait, c'est un bon début. Mais si vous n'y arrivez pas, ou si après l'avoir fait vous ne pouvez vous résoudre à vous débarrasser de certains objets, voici quelques conseils qui peuvent vous aider :

- **Soyez réaliste** : Soyez honnête avec vous-même en ce qui concerne les choses que vous utilisez réellement et celles que vous ne faites qu'accumuler.

- **Commencez par les choses les plus faciles** : Si vous avez du mal à vous débarrasser de certains objets, commencez par ceux qui sont les plus faciles à jeter pour vous motiver.

- **Fixez-vous des objectifs** : Essayez de vous fixer des objectifs pour vous aider à vous débarrasser de certaines choses. Par exemple, vous pouvez vous fixer comme objectif de vider tout un tiroir ou une armoire en un jour.

- **Soyez pratique** : Si vous avez des objets qui ont encore une valeur pratique, mais que vous n'utilisez plus, considérez de les donner à quelqu'un qui en aura besoin.

- **Demandez de l'aide** : Si vous avez du mal à vous débarrasser de certains objets pour des raisons émotionnelles, demandez de l'aide à un ami ou à un membre de la famille pour vous donner un autre point de vue.

S'inspirer de l'esthétique zen

L'esthétique zen est un mouvement artistique et architectural qui s'est développé en Asie à partir des pratiques de méditation bouddhiste zen. Le minimalisme et l'esthétique zen ont des principes similaires, tels que la simplicité, la fonctionnalité et la recherche de l'essentiel. Il est donc tout à fait possible de s'inspirer de cette esthétique pour adopter un mode de vie minimaliste.

L'esthétique zen se caractérise par :

- **La simplicité** : Les formes sont épurées, les lignes sont droites et les couleurs sont sobres, l'objectif étant de créer un espace vide et serein.

- **La fonctionnalité** : Les objets et les meubles ont une fonction précise et sont choisis pour leur utilité plutôt que pour leur esthétique.

- **L'harmonie** : Les éléments sont disposés de manière harmonieuse pour créer une sensation de calme et de sérénité.

- **Le lien avec la nature** : Les matériaux naturels comme le bois et la pierre sont utilisés pour créer un lien avec la nature et pour apporter une sensation de calme.

En adoptant ces principes, vous pouvez créer un espace de vie minimaliste mais élégant qui vous permettra de vous sentir plus serein et plus concentré. Il est également possible d'intégrer des éléments inspirés de l'esthétique zen dans votre décoration, comme un jardin zen, une sculpture en pierre ou une peinture calligraphique, pour vous permettre de vous recentrer sur l'essentiel.

III. La simplification de la vie personnelle

"Le minimalisme, c'est le courage de dire non à tout ce qui n'est pas vraiment important." - Joshua Becker

Prioriser les activités et les obligations

Nous ne pouvons pas tout faire ni être partout à la fois. Il faut ainsi donner des priorités aux choses. Certaines personnes ont du mal à prioriser les activités et les obligations dans leur vie, voici donc quelques conseils qui peuvent être utiles :

- **Faites une liste de vos activités et obligations** : Ecrivez toutes les activités et les obligations que vous avez à effectuer. Cela vous permettra de voir clairement ce qui doit être fait.

- **Utilisez un système de priorité** : Classez vos activités et obligations en fonction de leur degré d'importance. Utilisez une méthode telle que le système A-B-C pour cela (A étant les activités les plus urgentes et importantes, B étant les activités importantes mais moins urgentes et C étant les activités moins importantes et non urgentes)

- **Priorisez les activités qui ont des conséquences à long terme** : Essayez de prioriser les activités qui ont des conséquences à long terme sur votre vie, telles que les activités liées à vos objectifs lointains et profonds.

- **Utilisez la technique de la "liste de tâches à faire"** : Notez toutes les activités et les obligations que vous devez effectuer dans une liste, et cochez-les une à une pour vous aider à vous concentrer sur une chose à la fois.

- **Déléguez** : Si vous avez des activités ou des obligations qui peuvent être déléguées à d'autres personnes, faites-le pour vous donner plus de temps pour les activités plus importantes.

- **Prenez des temps de pause** : Prendre des pauses régulières peut vous aider à réfléchir à ce qui est important pour vous et à vous permettre de vous concentrer sur vos activités importantes avec plus d'énergie.

Simplifier les routines quotidiennes

Quelques bonnes routines de base suffisent à rendre la vie plus simple. Voici quelques conseils pour simplifier vos routines quotidiennes :

- **Automatisez les tâches répétitives** : Si possible, automatisez les tâches répétitives, telles que les paiements automatiques ou les rappels programmés, afin de ne pas avoir à vous en occuper.

- **Planifiez à l'avance** : Planifiez les tâches importantes à l'avance, cela vous permettra de les réaliser de manière plus efficace et de minimiser les imprévus.

- **Utilisez des outils de planification** : Utilisez des outils tels que les calendriers électroniques, les applications de listes de tâches et les planificateurs pour vous aider à organiser vos tâches quotidiennes.

- **Simplifiez votre espace de** vie : En éliminant les possessions inutiles et en organisant vos affaires, vous pouvez simplifier votre espace de vie et vous rendre les tâches quotidiennes plus faciles.

- **Simplifiez vos routines matinales** : Faites en sorte que vous n'ayez pas à penser à ce que vous devez faire le matin en préparant vos vêtements et votre petit déjeuner la veille.

Apprendre à dire non

Apprendre à dire non peut être un défi, mais c'est un outil important pour simplifier votre vie et vous permettre de vous concentrer sur ce qui est vraiment important pour vous. Voici quelques conseils pour vous aider en ce sens :

- **Soyez clair** : Soyez clair et direct lorsque vous dites non. Ne vous laissez pas entraîner dans des discussions ou des justifications inutiles.

- **Utilisez des phrases** telles que "Je suis désolé, je ne peux pas" ou "Je ne suis pas disponible à ce moment-là".

- **N'ayez pas peur de vous mettre à la place des autres** : Si vous avez du mal à dire non, mettez-vous à la place de la personne qui vous demande quelque chose pour comprendre son point de vue.

- **Soyez honnête** : Si vous ne pouvez pas faire quelque chose pour des raisons personnelles, n'hésitez pas à l'expliquer.

- **Pratiquez l'affirmation de soi** : Pratiquez l'affirmation de soi en exprimant vos besoins et vos limites. Ce sera plus facile de dire non à l'avenir lorsque vous aurez l'habitude de vous exprimer de manière claire et directe.

- **Apprenez à vous concentrer sur vos objectifs** : Priorisez vos objectifs, vos aspirations, et vos valeurs pour vous aider à dire non aux choses qui ne sont pas en adéquation avec eux.

Désencombrer sa vie numérique

De nos jours, nous sommes non seulement encombrés matériellement mais aussi numériquement ! Suivez ces quelques étapes pour ne pas vous laisser envahir :

- **Faites le tri dans vos fichiers** : Commencez par trier vos fichiers et dossiers pour vous débarrasser des fichiers inutiles ou obsolètes. Utilisez des outils de recherche pour localiser des fichiers en double et supprimez-les.

- **Désabonnez-vous des newsletters et alertes inutiles** : Vérifiez vos abonnements aux newsletters et aux alertes et désabonnez-vous de celles que vous ne lisez pas ou qui ne vous apportent rien.

- **Faites le tri dans vos comptes en ligne** : Supprimez les comptes inutilisés et les applications dont vous ne vous servez plus.

- **Faites le tri dans vos contacts** : Vérifiez vos contacts et supprimez ceux qui ne sont plus pertinents ou que vous ne contactez plus.

- **Organisez vos fichiers restants** : Utilisez des dossiers et des étiquettes (« tags ») pour organiser vos fichiers restants et les rendre plus faciles à retrouver.

- **Utilisez des outils de productivité** : Utilisez des outils de productivité pour vous aider à rester organisé et à vous concentrer sur l'essentiel *(cf. Annexe 2).*

- **Sauvegardez régulièrement** : Assurez-vous de sauvegarder régulièrement vos fichiers importants pour éviter toute perte de données. Utilisez des services de sauvegarde en ligne ou des disques durs externes pour sauvegarder vos fichiers.

- **Utilisez une extension de bloqueur de publicités** : Si vous naviguez souvent sur Internet, vous pouvez utiliser une extension de bloqueur de publicités pour éviter d'être envahi par les pop-ups et les bannières publicitaires encombrants.

- **Utilisez un gestionnaire de tâches** : Utilisez un gestionnaire de tâches pour vous aider à organiser vos tâches, vos projets et vos objectifs pour éviter de vous retrouver sous la pression de trop de choses à faire.

En suivant ces étapes simples, vous pouvez réduire considérablement le *bruit numérique* dans votre vie et vous concentrer sur l'essentiel. Cela peut vous aider à vous sentir plus concentré et moins stressé, et vous permettre de profiter des avantages de la technologie sans être submergé par elle.

IV. La simplification de l'esprit

*"Le minimalisme, c'est l'art de vivre avec moins pour vivre
plus." - Colin Wright*

Méditation et pleine conscience

La méditation et la pleine conscience sont des outils précieux qui peuvent vous aider à simplifier votre vie en vous permettant de vous concentrer sur l'instant présent et de devenir plus conscient de vos pensées et de vos émotions. Voici quelques conseils pour pratiquer efficacement :

- **Trouvez un endroit calme** : Trouvez un endroit calme où vous pourrez vous asseoir ou vous allonger confortablement sans être dérangé.

- **Fixez un objectif** : Fixez-vous un objectif pour votre méditation, comme la relaxation, la concentration, la visualisation...

- **Concentrez-vous sur votre respiration** : Concentrez-vous sur votre respiration en inspirant et en expirant profondément. Si vos pensées vagabondent, ramenez votre attention sur votre respiration.

- **Pratiquez régulièrement** : Essayez de pratiquer la méditation et la pleine conscience régulièrement, même si c'est seulement quelques minutes par jour.

- **Essayez différentes techniques** : Il existe de nombreuses techniques de méditation et de pleine conscience, telles que la méditation sur la respiration, la méditation en marchant, la méditation guidée... Essayez différentes techniques pour voir celle qui vous convient le mieux.

- **Soyez patient** : La méditation nécessite de la pratique, il est normal de ne pas arriver à se concentrer dès le début. Soyez patient et faites des pauses si vous vous sentez trop tendu.

Le stress et l'anxiété pouvant être des obstacles importants pour simplifier sa vie, voici quelques conseils pour gérer ces émotions :

- **Identifiez les sources de stress** : Identifiez les situations ou les événements qui causent votre stress et faites des plans pour les gérer de manière efficace.

- **Pratiquez la relaxation** : Essayez des techniques de relaxation telles que la respiration profonde, la méditation, le yoga, ou encore la relaxation musculaire progressive.

- **Faites de l'exercice régulièrement** : L'exercice régulier peut aider à réduire le stress et l'anxiété en augmentant les niveaux d'endorphines dans le cerveau.

- **Maintenez une bonne hygiène de vie** : Essayez de maintenir une bonne hygiène de vie en mangeant sainement, en dormant suffisamment, et en limitant votre consommation de caféine et d'alcool.

- **Parlez-en à quelqu'un** : Parler de vos émotions à un ami ou à un professionnel peut vous aider à les comprendre et à les gérer de manière efficace.

- **Prenez du recul** : Essayez de prendre du recul face aux situations stressantes et anxiogène, en vous posant des questions telles que : Est-ce vraiment important ? Est-ce que cela en vaut la peine ? Est-ce que je peux changer cela ? Cela vous aidera à mettre les choses en perspective et à prendre des décisions plus judicieuses.

- **Fixez-vous des objectifs réalisables** : fixez-vous des objectifs réalisables et atteignables pour vous aider à vous concentrer sur ce qui est important et à vous sentir plus en contrôle de votre vie.

- **Prenez soin de vous** : prenez du temps pour vous, pour faire ce que vous aimez, pour vous détendre et pour vous divertir. Cela vous aidera à vous sentir mieux dans votre peau et à mieux gérer le stress.

Trouver le sens de la vie

Une vie sans sens n'est pas drôle à vivre, tâchez donc d'en donner :

- **Réfléchissez à ce qui vous tient à cœur** : Qu'est-ce qui vous rend heureux et vous donne de l'énergie ?

- **Identifiez vos passions** : Qu'est-ce qui vous fait vibrer ? Qu'est-ce que vous aimez faire de votre temps libre ?

- **Faites des choses qui vous apportent de la satisfaction** et qui vous font vous sentir épanoui.

- **Cultivez vos relations** : Nourrissez vos relations avec les personnes qui comptent pour vous. Les relations saines et significatives peuvent être une source de sens et de bonheur dans la vie.

- **Aidez les autres** : Faites quelque chose de positif pour les autres, comme aider à votre communauté ou faire du bénévolat. Cela peut vous aider à vous sentir utile

La spiritualité par le vide

La spiritualité par le vide fait référence à la pratique de vider son esprit pour se concentrer sur l'essentiel et trouver un état de paix intérieure. Elle est souvent associée à des pratiques de méditation et de yoga, qui visent à aider les personnes à se débarrasser des distractions pour se concentrer sur leur respiration et sur le moment présent.

Le vide peut être vu comme un état mental dans lequel on se libère des pensées et des émotions superflues pour se concentrer sur l'essentiel. Il peut également être vu comme un espace physique ou mental dégagé des distractions pour favoriser la concentration et la méditation.

La spiritualité par le vide peut être reliée au minimalisme car les deux mettent l'accent sur la simplification, la fonctionnalité et la recherche de l'essentiel. En se débarrassant des possessions matérielles superflues et en se concentrant sur l'essentiel, on peut également se débarrasser des pensées et des émotions superflues pour atteindre un état de paix intérieure.

En pratiquant la spiritualité par le vide, on peut donc apprendre à se concentrer sur l'essentiel, sur ce qui est vraiment important pour nous, à cultiver la gratitude, à se libérer des peurs et des soucis pour atteindre un état de sérénité. Cela peut nous aider à nous connecter à notre propre spiritualité, à notre propre sens de l'existence et à notre propre chemin de vie.

La spiritualité par le vide peut également nous aider à développer une meilleure compréhension de nous-même et des autres, à cultiver l'empathie et la compassion. Elle peut également nous aider à mieux gérer nos émotions et nos pensées, à être plus conscients de notre propre corps et de notre propre esprit, et à trouver un sens plus profond à notre vie.

Il est important de noter que la spiritualité au sens large est un processus personnel et que chaque personne peut l'aborder à sa manière. Il n'y a pas de "bonne" ou de "mauvaise" façon de pratiquer sa spiritualité, l'important est de trouver un chemin qui convient à vos besoins et à votre style de vie.

V. Conclusion

"Nous ne sommes pas riches par les choses que nous possédons, mais par les choses dont nous n'avons pas besoin." - Henry David Thoreau

Comment maintenir un mode de vie minimaliste

Devenir minimaliste c'est bien, le rester c'est mieux :

- **Restez concentré sur vos objectifs** : Gardez à l'esprit vos objectifs et les raisons pour lesquelles vous avez choisi de vivre de manière minimaliste. Cela vous aidera à rester motivé et à prendre des décisions qui sont en adéquation avec vos valeurs.

- **Faites le tri régulièrement** : Prenez l'habitude de trier régulièrement vos possessions pour vous assurer que vous n'avez que ce dont vous avez vraiment besoin.

- **Demandez-vous si vous avez vraiment besoin de quelque chose avant de l'acheter** : Avant d'acheter quelque chose, demandez-vous si vous avez vraiment besoin de cet article et si cela apportera réellement quelque chose de positif à votre vie.

- **Faites attention à ce que vous achetez** : Lorsque vous achetez quelque chose, optez pour des articles de qualité qui dureront longtemps plutôt que pour des articles bon marché qui devront être remplacés rapidement.

- **Achetez en vrac** : Achetez en vrac pour réduire les emballages inutiles et les déchets.

- **Achetez d'occasion** : Achetez d'occasion lorsque cela est possible pour réduire votre empreinte environnementale et économiser de l'argent.

- **Prêtez ou partagez** : Si vous n'avez pas besoin de quelque chose de manière régulière, considérez la possibilité de le prêter ou de le partager avec quelqu'un d'autre.

- **Faites du tri dans vos papiers** : Gardez seulement les documents importants et jetez ou recyclez les autres.

- **Simplifiez votre vie en ligne** : Faites le ménage dans vos comptes en ligne et désabonnez-vous des newsletters ou des alertes inutiles.

- **N'hésitez pas à demander de l'aide** : Si vous avez du mal à maintenir un mode de vie minimaliste, n'hésitez pas à demander de l'aide à un ami ou à un professionnel.

Les leçons apprises grâce au minimalisme

Voici quelques leçons que j'ai apprises et que vous pouvez aussi apprendre grâce au minimalisme :

- **Moins c'est souvent plus** : Vous pouvez réaliser que vous n'avez pas besoin de tant de choses pour être heureux et que vous pouvez vous contenter de moins.

- **L'argent ne fait pas le bonheur** : Le minimalisme peut vous aider à réaliser que l'argent ne garantit pas le bonheur et que vous pouvez être heureux avec moins de possessions et de ressources financières.

- **Prioriser les choses qui sont importantes est… important** : Le minimalisme vous oblige à prioriser vos possessions et à vous concentrer sur ce qui est vraiment important pour vous.

- **Simplifier votre vie peut vous apporter plus de liberté** : En ayant moins de possessions, vous avez moins de choses à gérer et à entretenir, ce qui vous donne plus de temps et de liberté.

- **Apprendre à dire « non » aux autres c'est dire oui à vos propres choix** : Le minimalisme vous oblige souvent à apprendre à dire non aux choses qui ne sont pas importantes pour vous, ce qui peut vous aider à vous concentrer sur ce qui compte vraiment.

- **Le minimalisme peut vous aider à vivre de manière plus durable** : En ayant moins de possessions, vous avez moins besoin de produire et de consommer, ce qui peut vous aider à vivre de manière plus durable et respectueuse de l'environnement.

Comment le minimalisme peut améliorer la qualité de votre vie

Nous voici au terme de cet ouvrage et il est temps de faire le point. Donc en résumé, voici comment le minimalisme peut améliorer la qualité de votre vie :

- **Il permet de se concentrer sur ce qui est important** : En se débarrassant de choses inutiles, le minimalisme vous permet de vous concentrer sur ce qui est vraiment important pour vous et de vous épanouir dans ces domaines.

- **Il simplifie les tâches quotidiennes** : Avec moins de possessions, vous avez moins de choses à gérer et à entretenir, ce qui peut simplifier vos tâches quotidiennes et vous donner plus de temps libre.
- **Il peut réduire le stress et l'anxiété** : Le fait de s'encombrer de moins de choses peut réduire le stress et l'anxiété liés à la gestion de nombreuses possessions et obligations.

- **Il peut augmenter la satisfaction personnelle** : Le fait de se concentrer sur ce qui est vraiment important pour vous et de se débarrasser de ce qui est inutile peut augmenter votre niveau de satisfaction personnelle.

- **Il peut améliorer les relations** : En ayant moins de possessions, vous avez moins de choses à gérer et à entretenir, ce qui peut vous permettre de consacrer plus de temps aux personnes qui comptent pour vous et d'améliorer vos relations.

- **Il peut aider à vivre de manière plus durable** : En ayant moins de possessions, vous avez moins besoin de produire et de consommer, ce qui peut vous aider à vivre de manière plus durable et respectueuse de l'environnement.

J'espère que ce livre vous a plu et que vous avez pu en tirer des enseignements utiles pour améliorer votre mode de vie. Si c'est le cas, n'hésitez pas à laisser un commentaire en ligne afin de soutenir mon travail et d'aider les autres à choisir de bonnes lectures 😊

Si vous avez suivi les conseils proposés, vous devriez à présent être en mesure de simplifier votre vie et de vous concentrer sur ce qui est vraiment important pour vous. N'oubliez pas que le minimalisme est un processus continu et qu'il est important de rester concentré sur vos objectifs et vos valeurs pour maintenir ce mode de vie.

Merci et bon désencombrement !

Annexe 1 : quelques objets minimalistes

Il existe de nombreux objets minimalistes qui peuvent vous aider à adopter un mode de vie plus simple et plus ordonné. Voici quelques exemples :

- **Boîtes de rangement en verre** : Ces boîtes peuvent être utilisées pour ranger des objets de petite taille tels que les bijoux, les médicaments ou les élastiques à cheveux. Leur transparence permet de voir facilement ce qu'il y a à l'intérieur, évitant ainsi de perdre du temps à chercher les objets.

- **Étagères flottantes** : Ces étagères permettent de maximiser l'espace disponible en utilisant les murs plutôt que de prendre de la place au sol. Elles sont également un choix esthétique qui peut être intégré dans presque tous les styles d'intérieur.

- **Porte-revues et paniers en osier** : Ils permettent de ranger les livres, magazines et papiers de manière ordonnée, et ont un look élégant qui conviendra à n'importe quel intérieur.

- **Meubles modulables** : Les meubles modulables, tels que les canapés convertibles, les tables à rabat, les lits escamotables vous permettent de profiter de plus d'espace de vie en étant très fonctionnel et de disposer d'un espace de rangement supplémentaire.

- **Accessoires de cuisine minimalistes** : Les accessoires de cuisine tels que les poêles en fonte ou les cafetières italiennes sont souvent considérés comme des choix minimalistes car ils sont simples et fonctionnels, et ne prennent pas beaucoup de place.

- **Accessoires de bureau minimalistes** : Un bureau en bois simple, une lampe de bureau élégante et un fauteuil confortable, sont un choix minimaliste pour une zone de travail efficace.

- **Montres et bijoux minimalistes** : Les montres et les bijoux minimalistes se caractérisent par leur design épuré et élégant, et sont souvent conçus avec des matériaux de qualité tels que l'acier inoxydable ou le cuir.

- **Vêtements minimalistes** : Des vêtements élégants et intemporels, avec des couleurs neutres, comme du blanc, du gris et du noir, qui conviendront à toutes les occasions.

Ces exemples ne sont pas exhaustifs, Il y a de nombreux autres objets minimalistes qui peuvent vous aider à adopter un mode de vie plus simple et plus ordonné. Faites vos recherches et vos propres choix, vous verrez que c'est passionnant !

Annexe 2 : les outils de productivité qui font gagner du temps

Voici quelques exemples d'outils de productivité que vous pouvez utiliser pour améliorer votre organisation et votre productivité :

Todoist : un gestionnaire de tâches simple et efficace qui vous permet de créer des listes de tâches, d'y ajouter des étiquettes et des dates d'échéance, et de synchroniser vos tâches sur tous vos appareils.

Evernote : un outil de prise de notes et de gestion de projets qui vous permet de sauvegarder des idées, des photos, des fichiers audio et vidéo, et de les synchroniser sur tous vos appareils.

RescueTime : un outil de suivi de l'utilisation du temps qui vous permet de mesurer le temps que vous passez sur différents sites et applications, et de vous fixer des objectifs pour être plus productif.

Trello : un outil de gestion de projets visuel qui vous permet de créer des tableaux pour organiser vos tâches, projets et idées, et de les partager avec d'autres membres de votre équipe.

IFTTT : un outil d'automatisation qui vous permet de connecter différents services et appareils pour automatiser des tâches courantes, comme envoyer un SMS à chaque fois que vous recevez un email important.

Google Calendar : un outil de planification qui vous permet de planifier vos rendez-vous, événements et rappels, et de les synchroniser sur tous vos appareils.

Forest : une application mobile qui vous aide à vous concentrer en vous permettant de planter un arbre virtuel lorsque vous commencez à travailler sur une tâche, et qui grandit au fur et à mesure que vous travaillez.

Focus@Will : un service en ligne qui propose des playlists de musique spécialement conçues pour aider à se concentrer et à se détendre.

Il existe beaucoup d'autres outils de productivité disponibles, ces-ci sont juste quelques exemples. Il est important de trouver celui qui convient le mieux à vos besoins et à votre style de travail pour en tirer le meilleur parti.

9 798373 245838